Die Ursachen des
Kindbettfiebers
und ihre Entdeckung durch I. Ph. Semmelweis.

Einem allgemein gebildeten Leserkreise geschildert

von

Dr. Theodor Wyder,
ord. Professor der Gynäkologie und Direktor der Frauenklinik an der Universität Zürich.

Mit Semmelweis' Bildnis.

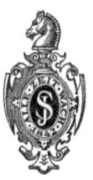

Springer-Verlag Berlin Heidelberg GmbH 1906

Alle Rechte, insbesondere das der
Übersetzung in fremde Sprachen, vorbehalten.

———

ISBN 978-3-662-32264-2   ISBN 978-3-662-33091-3 (eBook)
DOI 10.1007/978-3-662-33091-3

Universitäts-Buchdruckerei von Gustav Schade (Otto Francke), Berlin N.

Seinem lieben Kollegen

Herrn Prof. Dr. Max Runge

in Göttingen

in aufrichtiger Freundschaft und Verehrung

gewidmet

vom Verfasser.

Vorwort.

Wer I. Ph. Semmelweis war und welche Bedeutung er für die Geburtshilfe hat, ist heutzutage jedem Arzte bekannt. Nicht nur werden in allen modernen Lehrbüchern seine Verdienste um unsere Kenntnisse von der Herkunft des Puerperalfiebers gebührend hervorgehoben. Auch eine Reihe in der medizinischen Welt viel gelesener, aber doch nur für diese bestimmter literarischer Arbeiten älteren und jüngeren Datums beschäftigen sich eingehend mit seiner Persönlichkeit. Unter diesen dürfte wohl die aus Alfred Hegars Feder stammende Monographie die größte Verbreitung gefunden haben*).

Semmelweis verdient aber auch einem größeren Laienpublikum näher gerückt zu werden.

---

*) Bei der Abfassung dieser Arbeit wurden folgende Autoren benützt:
1. Alfred Hegar, Ignaz Philipp Semmelweis. Sein Leben und seine Lehre, zugleich ein Beitrag zur Lehre der fieberhaften Wundkrankheiten. Freiburg und Tübingen 1882.
2. Elias Haffter, Dr. L. Sonderegger, in seiner Selbstbiographie und seinen Briefen. Frauenfeld 1898.

Diesem Zwecke entspricht das vorliegende Schriftchen, im wesentlichen ein etwas erweiterter und ergänzter „akademischer Rathausvortrag", welchen ich am 7. Dezember 1905 vor einer größtenteils nicht medizinisch gebildeten Zuhörerschaft zu halten die Ehre hatte.

Die noch vor einem halben Jahrhundert herrschenden Ansichten über die Entstehung und Verhütung des Kindbettfiebers, das Lebensschicksal von Semmelweis, die Aufnahme, welche seine Entdeckungen in der medizinischen Welt fanden, bilden, wie H. Fritsch (Professor der Gynäkologie in Bonn) mit Recht bemerkt, ein dunkles Blatt in der Geschichte der Medizin.

Trotzdem dürften die dem ärztlichen Stande feindlichen Elemente, die Kurpfuscher, Naturärzte und Antivivisektionisten, bei dessen Lektüre kaum auf ihre Rechnung kommen! Ganz abgesehen davon, daß doch wohl kein mit Vernunft begabter Mensch die heute lebende Ärztewelt wird verantwortlich

---

3. Adolf Kußmaul, Jugenderinnerungen eines alten Arztes. Stuttgart 1899.
4. Rudolf Dohrn, Geschichte der Geburtshülfe der Neuzeit. Tübingen 1903.
5. Fritz Schürer v. Waldheim, Ignaz Philipp Semmelweis. Sein Leben und Wirken. Wien und Leipzig 1905. (Sehr empfehlenswerte, aber nur für ein ärztliches Publikum bestimmte Lektüre!)
6. Tiberius v. Györy, Semmelweis' gesammelte Werke. Jena 1905.

machen wollen für irrige Anschauungen, die schon über 50 Jahre zurückliegen, muß betont werden, daß das Verdienst um unsere so segensreichen Kenntnisse über die Herkunft des Kindbettfiebers und die zweckmäßigen Mittel zu seiner Verhütung ganz ausschließlich der wissenschaftlichen Medizin zukommt. Besonders die pathologische Anatomie, die seinerzeit in der Genese des Puerperalfiebers eine so verhängnisvolle Rolle spielte, die Bakteriologie und nicht zum geringsten Teile auch die Vivisektion sind es gewesen, welche gerade auf unserem Gebiete ungeheuren Nutzen gestiftet haben.

Angesichts der neuerdings sich geltend machenden antivivisektorischen Strömung, welche ja ihre Motive ausschließlich in Humanitätsduselei und Furcht vor der Wahrheit hat, verdient dieser Punkt wieder einmal hervorgehoben zu werden.

Gleichzeitig mag hier die wohl kaum bestrittene Behauptung Platz finden, daß selbst der verbissenste Feind der Vivisektion, an der Bahre seiner am Kindbettfieber verstorbenen Frau stehend, ohne Besinnen Hekatomben von Tieren zu Vivisektionszwecken opfern würde, wenn er damit das geliebte entflohene Leben wieder zurückrufen könnte!

Demnächst wird Semmelweis an dem letzten Orte seines Wirkens, in Budapest, ein ehernes Standbild errichtet werden. Als derzeitiger Inhaber der Lehrkanzel für Geburtshilfe an der Universität Zürich, auf welche Semmelweis im Jahre 1857 einen Ruf erhalten hatte, erachtete ich es als eine Ehrenpflicht, am Fuße dieses Denkmales ein bescheidenes Kränzchen niederzulegen in Gestalt dieses Vortrages, dazu bestimmt, dem großen Sohne Ungarns möglichst viele dankbare Herzen auch in der nicht medizinisch gebildeten Welt zu erwerben.

Von diesem Standpunkte, aber nur von diesem aus, wünsche ich meinen Zeilen eine ausgedehnte Verbreitung.

Zürich, im Dezember 1905.

Th. Wyder.

Gewiß ist der großen Mehrzahl der Leser Max Klingers Bild: „Mutter und Tod", bekannt.

In einer Säulenhalle, welche den Durchblick nach einer düsteren Baumlandschaft gestattet, liegt auf kunstvollem Sarkophage aufgebahrt die Leiche einer jungen Frau, auf deren mageren, von vorausgegangenem, schwerem Leiden zeugenden Gesichtszügen sich die Majestät des erlösenden Todes ausprägt. Auf der Brust der Leiche sitzt in kauernder Stellung, sich festhaltend an den Falten des Totenkleides, der von der Mutter verlassene nackte Säugling. Das dem Beschauer zugewandte Gesicht drückt fragendes Erstaunen aus, gleichsam als ob das Kind, noch nicht zum Bewußtsein gekommen über die Bedeutung des erlittenen Verlustes, sich an uns wenden wollte, um zu erfahren, warum die geliebte Mutter so stumm und still daliegt und sich nicht mehr in gewohnter Weise kümmert um ihren Liebling.

An dieses in seiner Kontrastwirkung tiefergreifende Bild erinnert mich unwillkürlich die Geschichte des Kindbettfiebers, einer Krankheit, welche ja meistens die Situation herbeiführt, die uns Max Klinger, der gottbegnadete Künstler, so lebenswahr und zum Herzen sprechend geschildert hat.

Daß wir sie in der letzten Zeit aus dieser Veranlassung viel seltener antreffen als noch vor wenigen Jahrzehnten, verdanken wir hauptsächlich Semmelweis.

Einem größeren Laienpublikum sein tragisches Schicksal und gleichzeitig die großen Verdienste zu schildern, welche er sich durch seine Entdeckung der Herkunft (Ätiologie) des Kindbettfiebers um die gesamte Menschheit erworben, ist, wie bereits im Vorwort hervorgehoben, der Hauptzweck dieser Monographie.

Ignaz Philipp Semmelweis, geboren am 1. Juli 1818 zu Ofen, gestorben am 13. August 1865 als Professor der Geburtshilfe an der Universität zu Budapest, war bis vor kurzer Zeit eine von der großen Mehrzahl seiner engeren Fachgenossen z. T. wenig beachtete, z. T. leidenschaftlich bekämpfte, den meisten Ärzten kaum dem Namen nach bekannte Persönlichkeit. Es ist deshalb nicht auffällig, daß auch heute noch die wenigsten Laien von der früheren Existenz dieses Mannes, geschweige denn von dem Inhalte und von der Tragweite seiner Lehren überhaupt Kenntnis haben. Und doch verdient sein Name im gleichen Atemzuge mit denen eines Jenner, Pasteur, Lister, Robert Koch genannt zu werden, welche heutzutage jedem Gebildeten geläufig sind.

Bis vor ca. 50 Jahren herrschte in medizinischen und nichtmedizinischen Kreisen allgemein die Ansicht, daß nach einem unabänderlichen Naturgesetze eine gewisse Anzahl junger Frauen, indem sie einem Kinde das Leben schenken, unter fieberhaften Allgemeinerscheinungen, dem sogen. Kindbett- resp. Puerperalfieber, zugrunde gehen müssen. Für die Krankheit, welche meistens in wenigen Tagen bisher gesunde, blühende Menschenleben vernichtet, die man bald epidemisch, sowohl in als außerhalb Anstalten, bald isoliert, im Gefolge von operativen Eingriffen, enorm häufig aber auch ohne solche auftreten sah, wurden die verschiedensten Dinge verantwortlich gemacht.

Die Ärzte des Kontinentes hauptsächlich waren der Ansicht, daß atmosphärische, meteorologische, tellurische und andere unbekannte Einflüsse, welche auf den besonders disponierten mütterlichen Organismus einwirken, bei der Genese des Puerperalfiebers die Hauptrolle spielen und sprachen von einem besonderen „Genius epidemicus". Die Engländer waren mehr geneigt anzunehmen, daß sich im Organismus aus unbekannten Ursachen ein besonderer Ansteckungsstoff, ein Contagium, entwickle und hielten dementsprechend die Affektion, ähnlich wie Pocken, Scharlach, Masern u. s. w., für rein kontagiöser Natur.

Die teilweise äußerst verhängnisvollen Konsequenzen solcher vom heutigen Standpunkte unseres Wissens durchaus irrigen Anschauungen über die Entstehungsursachen des Puerperalfiebers liegen auf der Hand.

Vor allem existierten damals noch keine der in unserer Zeit ganz selbstverständlichen Prohibitivmaßregeln, unter ihnen in erster Linie Desinfektionsvorschriften, deren gewissenhafte Anwendung seitens der bei Geburten tätigen Hilfspersonen heute von den breitesten Schichten der Bevölkerung strikte verlangt wird.

Ja, die Ärztewelt befand sich sogar in dem verhängsnisvollen Irrtume, daß man ohne Gefahr für die Pflegebefohlenen unmittelbar nach vorausgegangenen Leichenuntersuchungen geburtshilflich tätig sein könne, wenn man nur für eine gute Reinigung der Hände mit Wasser und Seife gesorgt habe. Besondere Desinfektionsmittel gab es noch nicht!

Etwas besser waren, wie einleuchtend, die Verhältnisse nach dieser Richtung in jenen Ländern (z. B. in England), wo man das Puerperalfieber für kontagiös hielt. Doch zeitigte dieser Standpunkt ebenfalls eine Reihe von Maßnahmen, welche schlechterdings nicht imstande waren, dasselbe zu verhüten.

Auch die in dieser vorantiseptischen Zeit vorhandenen Entbindungsanstalten, welche damals noch viel mehr als heute fast ausschließlich Unterrichtszwecken für Ärzte und Hebammen dienten, sind z. T. das getreue Spiegelbild der über die Herkunft und das Wesen des Kindbettfiebers herrschenden Ansichten. Wenn man die Schilderungen liest, welche Semmelweis von den Gebäranstalten seines späteren Wirkungskreises, Budapest, gibt und sich vergegenwärtigt, daß analoge oder nicht viel bessere Zustände auch an anderen Orten meistens vorlagen, so wird man den Eindruck nicht los, daß diese Institute z. T. wahre Mördergruben waren, welche von dem Hilfe suchenden Publikum nur im Falle der äußersten Not und auch dann nur mit Zittern und Zagen aufgesucht wurden.

So bestand die Entbindungsabteilung im St. Rochusspital zu Budapest aus einem Geburts- und zwei Wochenbettszimmern, deren sämtliche Fenster nach dem Leichenhofe mündeten. Die geburtshilfliche Klinik, wo Semmelweis später wirkte, befand sich im II. Stocke des Fakultätsgebäudes, direkt über der Anatomie und dem chemischen Laboratorium. Die Fenster lagen nach der einen Seite hin gerade über dem Seziersaale, nach der anderen über dem Lichthofe mit seinen Aborten und Senkgruben. „In der Tat — bemerkt Schürer, der neuste Biograph Semmelweis' mit Recht — ein Mephistopheles hätte für Gebärende keinen passenderen Ort ersinnen können!" —

In die Zeit solcher über die Genese des Puerperalfiebers bestehender Ansichten und daraus resultierender Zustände fallen die Studien- und Assistentenjahre unseres Semmelweis.

Aus seiner Jugendzeit, die er in Ofen zubrachte, ist wenig zu berichten. Doch macht Schürer die mangelhafte Gymnasialbildung, die Semmelweis daselbst genossen, verantwortlich für sein durchaus mittelmäßiges Rednertalent und seine Abneigung „gegen alles, was Schreiben heißt", beides Momente, welche, wie wir sehen werden, der Verbreitung und Anerkennung seiner Theorie von der Herkunft des Kindbettfiebers sehr verhängsnisvoll entgegenwirkten.

1837 bezog Semmelweis als stud. jur. die Universität Wien, ging dann aber, angeregt durch die anatomischen Vorlesungen des Prof. Berres, in welche ihn befreundete Kommilitonen mitgenommen hatten, bald zum Studium der Medizin über. Er setzte dieses in den folgenden Jahren in Budapest fort und kehrte bis zur Absolvierung seines letzten Staatsexamens (1844) nach Wien zurück.

Dort begeisterten ihn hauptächlich die Kurse und Vorlesungen dreier erst aufgehender Sterne, deren hohe Bedeutung für die medizinische Wissenschaft damals nur wenige, unter ihnen aber Semmelweis, zu würdigen wußten. Es waren dies der pathologische Anatom Rokitansky, der interne Kliniker Skoda und der Dermatologe Hebra. Unter diesen übte namentlich Rokitansky einen mächtigen Einfluß auf unseren jungen Mediziner aus, so daß er sich in der Folgezeit neben seiner praktischen Tätigkeit vorzugsweise mit pathologischer Anatomie, d. h. hauptsächlich mit Sektionen, beschäftigte.

Trotzdem und obwohl damals auf der geburtshilflichen Lehrkanzel der nach dem Urteil seiner Zeitgenossen höchst unbedeutende Prof. Klein saß, wählte Semmelweis nach absolviertem Examen als seine Spezialfächer die Geburtshilfe und Gynäkologie.

Prof. Klein war seit 1822 der Nachfolger des von Joseph II. nach Wien berufenen weltberühmten Geburtshelfers Boër.

Der bei dem liberalen Kaiser in hoher Gunst stehende ausgezeichnete Arzt war indes den Nachfolgern Josephs und ganz besonders dem Klerus verhaßt. Unter Metternich gelang es seinen Feinden, ihn zu stürzen. Er wurde, weil er sich in seinen Vorlesungen nicht an das vorgeschriebene Hebammenlehrbuch hielt und seine Schülerinnen statt an der

Leiche an Phantomen üben ließ, „wegen ganz besonderer Widerspenstigkeit" seines Amtes entsetzt.

Unter den Bewerbern um die vakante Stelle befand sich Klein, zur Zeit Professor in Salzburg. Obwohl ihn Boër als seinen unbedeutendsten Schüler bezeichnet hatte, fiel auf ihn die Wahl, teils, wie Kußmaul*), der erst kürzlich heimgegangene Freund Semmelweis' vom Hörensagen erzählt, um den ver-

---

*) „Klein machte auf uns — schreibt Kußmaul — den Eindruck eines ganz gewöhnlichen Praktikers. Solange wir in seiner Abteilung beschäftigt waren, kam er ab und zu in den Gebärsaal, hielt sich jedoch immer nur kurze Zeit darin auf und ignorierte meinen Freund (Bronner) und mich völlig, weil er, nach der Versicherung der österreichischen Praktikanten, die Ausländer nicht leiden mochte. . . . Für die Bestrebungen seines Assistenten fühlte Klein keine Teilnahme. Die Koryphäen der jungen Wiener Schule, namentlich Skoda und Hebra, erkannten die Tragweite der Entdeckung von Semmelweis und unterstützten ihn möglichst, Klein aber stellte sich seinen Untersuchungen hindernd in den Weg, schwerlich aus Bosheit, sondern aus Unverstand."

Nicht weniger interessant sind die Bemerkungen Sondereggers (gest. 1896 in St. Gallen) über Klein und Semmelweis. Er schreibt: „Er (Klein) war ein Jammer-Professor. Seine Schilderung des Kindbettfiebers tönte wie ein Drama: Dialog zwischen den einzelnen Organen, Rache des Bauchfells gegen die zornig sich aufbäumende Gebärmutter, Exekution durch das Fieber, Standrecht bei den Schüttelfrösten und dergleichen Unsinn ohne Ende. Wenn wir nicht zu Nestroy ins Karlstheater gehen konnten, hörten wir einen solchen Vortrag des an Geld und Einfluß reichen Alten. Mit ganzem Herzen aber hingen wir an „Semmel-Nazi" — ein klarer, anregender Lehrer und feiner Beobachter — der nicht nur von seinem Vorgesetzten schnöde behandelt, sondern auch von bedeutenden Männern und hervorragenden Ärzten bespöttelt wurde — solange es anging."

haßten Josephiner Boër ι cht zu kränken, teils weil die Behörden in ihm ein gefügigeres Werkzeug erblickten als in dem berühmten Vorgänger.

Eine der ersten Amtshandlungen Kleins bestand darin, daß er den von Boër abgeschafften praktischen Hebammenunterricht an Puerperalleichen wieder einführte. Die Folge davon war, daß die Wöchnerinnensterblichkeit, welche unter letzterem im Jahre 1822 0,84 % betragen hatte, schon im folgenden Jahre auf 7,4 % (!) stieg und sich in der Folgezeit meistens auf gleicher Höhe erhielt (Schürer).

Während bis zum Jahre 1840 im großen Wiener „Gratis-Gebärhaus" angehende Ärzte und Hebammenschülerinnen dasselbe Unterrichtsmaterial benutzten, wurde von da ab die unter einem Dache befindliche Anstalt in zwei Abteilungen getrennt, in die I., unter Prof. Klein stehend, ausschließlich zur geburtshilflichen Ausbildung von Ärzten dienend, und in die II., unter Prof. Bartsch, nur für den Hebammenunterricht bestimmt.

Diese Trennung sollte, wie wir gleich sehen werden, für die große Entdeckung von Semmelweis von der eminentesten Bedeutung sein!

An der I., ärztlichen, Prof. Klein unterstellten Abteilung trat Semmelweis am 1. Juli 1846 als Assistent ein und verblieb in dieser Stellung mit Unterbrechung von 5 Monaten bis zum 20. März 1849. Bei einer jährlich zwischen 2000 und 3000 schwankenden Geburtsfrequenz fand er während dieser Zeit reichlich Gelegenheit, sich in seinem Fache weiter auszubilden und gleichzeitig fleißig anatomischen Studien an dem großen Leichenmaterial seiner Abteilung obzuliegen. Meistens handelte es sich dabei um an Blutvergiftung Verstorbene und mag gerade bei diesem Anlasse hervorgehoben werden, daß der wichtigste und bedeutungsvollste Unterschied zwischen der ärztlichen und der Hebammen-Gebärabteilung in den Mortalitätsverhältnissen bestand. Dort erreichte die Sterblichkeit in einzelnen Monaten eine ganz enorme Höhe (bis über 40%!), hier bewegte sie sich fast immer in bescheideneren Dimensionen.

Daß solche Erfahrungen im Laufe der Zeit auch dem das Gebärhaus frequentierenden Publikum nicht entgingen, liegt auf der Hand und spielten sich beim Eintritt oft herzzerreißende Szenen ab. Junge, blühende angehende Mütter, welche an den für die I. Abteilung bestimmten Aufnahmetagen in die Anstalt kamen, flehten händeringend und kniefällig, der Hebammenklinik zugewiesen zu werden. Leider konnte man ihrem Wunsche neben anderen Gründen schon deshalb meistens nicht entsprechen, weil sie fast immer überfüllt war. Gar oft hatte man dann ein paar Tage später Gelegenheit, diese Unglücklichen auf dem Seziertische liegend anzutreffen: das Kindbettfieber, vor dem sie sich so sehr gefürchtet, hatte sie in der Tat ergriffen und dahingerafft!

Wöchnerinnen mit hohem Fieber, unzählbarem Pulse, meteoristisch aufgetriebenem Leibe, trockner Zunge, d. h. am Kindbettfieber rettungslos Erkrankte, beteuerten oft wenige Stunden vor dem Tode vollkommen gesund zu sein, nur um nicht ärztlich behandelt zu werden. Sie wußten, daß ärztliche Behandlung, basierend auf der Diagnose „Puerperalfieber", fast immer der Vorläufer des Todes war!

Wiederholt war zu verschiedenen Zeiten der auf der Kleinschen Abteilung fast konstant ganz erheblich höhere Mortalitätsprozentsatz Gegenstand eingehender Untersuchungen gewesen. Auch Semmelweis nahm sich der Sache mit aller ihm zu Gebote stehender Energie an. Die verschiedensten Momente wurden zur Erklärung in Erwägung gezogen. Keines hielt jedoch einer scharfen Kritik stand. Kuriosums halber sei erwähnt, daß selbst der den Kranken die Sterbesakramente bringende Priester, welcher wiederholt während des Tages im Ornate unter Glockengeläute eines vorangehenden Kirchendieners die verschiedenen Wochenbettszimmer der I. Abteilung passierte, um zur Sterbenden zu gelangen, einer Beschuldigung nicht entging. Der psychische Eindruck, welchen das verhängnisvolle Glöckchen auf die scheinbar gesunden Wöchnerinnen machte, sollte z. T. das Puerperalfieber hervorrufen. Auf Verwendung Semmelweis' unterblieb das Glockengeläute, der Priester eilte auf Umwegen, ohne Berührung der übrigen Wochenzimmer, an das Sterbelager der Kranken. Die Mortalität blieb sich gleich.

„Mir selbst — schreibt Semmelweis — war es unheimlich zumute, wenn ich das Glöckchen an meiner Türe vorbei eilen hörte; ein Seufzer entwand sich meiner Brust für das Opfer, welches schon wieder einer unbekannten Ursache fällt. Dieses Glöckchen war eine peinigende Mahnung, dieser unbekannten Ursache nach allen Kräften nachzuspüren."

Allein alle Nachforschungen, alles Studieren und Grübeln halfen nichts, und eine tiefe Melancholie bemächtigte sich allmählich des Mannes mit warmem Herzen und herrlichem Gemüte.

Im November 1846 befaßte sich eine behördliche Kommission mit den traurigen, Aufsehen erregenden Verhältnissen der Kleinschen Geburtsklinik. Man glaubte endlich als Hauptursache derselben allzu häufige und rohe Untersuchungen durch Studierende und namentlich ausländische Ärzte gefunden zu haben. Die Zahl der Praktikanten wurde bedeutend reduziert, die Ausländer wurden fast völlig vom Unterrichte ausgeschlossen, die geburtshilflichen Untersuchungen der Zugelassenen wesentlich eingeschränkt. Das Resultat war ein verblüffendes: Die Sterblichkeit, welche im November 1846 noch fast 11 % betragen hatte, sank im Februar 1847 auf 2 % herab!

Wir werden gleich sehen, daß die erwähnte Kommission ein paar Monate, bevor Semmelweis so glücklich war, die Hauptätiologie des Puerperalfiebers auf seiner Station zu entdecken, hart an der Wahrheit vorbeimarschiert ist, indem sie zwar den Hauptmodus der Entstehung, nicht aber die diesem zugrunde liegende wirkliche Ursache der verheerenden Krankheit erkannt hat.

Die eigentliche Veranlassung zur Entdeckung der Ätiologie des Puerperalfiebers gab erst der im März 1847 erfolgte jähe Tod des Semmelweis befreundeten Professors der gerichtlichen Medizin, Kolletschka.

Bei einer Sektion war dieser von einem Schüler in einen Finger gestochen worden. Wenige Tage später starb er unter den Erscheinungen einer akuten Blutvergiftung. Da das Sektionsresultat eine frappante Ähnlichkeit hatte mit dem bei an Puerperalfieber Verstorbenen gewöhnlich angetroffenen, so verfolgte Semmelweis, wie er erzählt, die Krankheit, an der Kolletschka verstorben war, Tag und Nacht. Mit immer größerer Entschiedenheit mußte er schließlich deren Identität mit derjenigen Affektion, welche so viele Wöchnerinnen dahinrafft, anerkennen. Der Gedankengang, welchen er im Anschlusse an diese Erkenntnis verfolgte, war kurz folgender: Bei der anatomischen Richtung der Wiener medizinischen Schule haben Professoren, Assistenten und Schüler häufig Gelegenheit, mit Leichen in Berührung zu kommen. Daß nach der gewöhnlichen Art des Waschens der Hände mit Seife die an der Hand klebenden Kadaverteile nicht sämtlich entfernt werden, beweist der kadaveröse Geruch, welchen die Hand für kürzere oder längere Zeit behält. Bei der Untersuchung der Schwangeren, Kreißenden und Wöchnerinnen kommt die durch Kadaverteile verunreinigte Hand mit den verwundeten Geburtswegen in Berührung. Dadurch ist die Möglichkeit der Resorption und mittels ihr Einbringung von Kadaverteilen in das Gefäßsystem der Individuen bedingt; dadurch wird also bei den Wöchnerinnen dieselbe Krankheit wie bei dem verstorbenen Kolletschka erzeugt. Das Kindbettfieber ist kadaveröse Blutvergiftung.

Daraus erklärte sich Semmelweis leicht und einfach die zeitweise ungeheuere Sterblichkeit auf der I. geburtshilflichen Abteilung gegenüber der auf der II. Dort untersuchten Ärzte und Studierende, die tagtäglich Leichen sezierten, hier die Hebammen, welche sich damit nicht beschäftigten.

Infolge seiner Entdeckung ordnete Semmelweis mit Erlaubnis von Klein Ende Mai 1847 — „es war der Geburtstag der Antisepsis" (Schürer) — die Reinigung der gleichzeitig pathologisch-anatomisch und geburtshilflich tätigen Hände zuerst mit Chlorwasser, später aus Ersparnisrücksichten mit Chlorkalk an.

Der Erfolg war ein überraschender! Die Mortalität, welche im April noch 18%, im Mai 12% betragen hatte, sank bereits im Juni auf 2,4%, im Juli auf 1,2% herab.

Eine im September wieder auf 5% gestiegene Sterblichkeit konnte Semmelweis, der die Sache sofort genau untersuchte, darauf zurückführen, daß einige gewissenlose Besucher der Klinik, welche gleichzeitig Sektionsübungen oblagen, sich von der vorgeschriebenen Desinfektion mehr oder weniger wieder dispensiert hatten.

Im Herbste desselben Jahres folgten 2 neue Beobachtungen, welche die Anschauungen Semmelweis' über die Herkunft des Kindbettfiebers wesentlich erweiterten.

Die erste bezog sich auf eine in die Klinik aufgenommene, mit jauchigem Gebärmutterkrebs behaftete Kreißende. Als Inhaberin des Bettes Nr. 1 wurde sie von Semmelweis und seinen Schülern zuerst untersucht. Trotz der nachher vorgenommenen Seifenwaschung (nicht Chlordesinfektion, welche zunächst ja nur nach vorausgegangenen Sektionen vorgeschrieben war) erkrankten sämtliche 12, gleichzeitig auf dem Gebärsaal befindliche, nach jener untersuchte Personen am Kindbettfieber, und 11 erlagen ihm!!

Daraus schloß Semmelweis weiter, **daß auch von lebenden Organismen herrührende Zersetzungsprodukte, nicht nur kadaveröse, imstande sind, durch die untersuchende Hand das Kindbettfieber zu verursachen.** Folglich wurde in Zukunft zur Verhütung dieses die Chlorkalkdesinfektion der Hand des Geburtshelfers auch in jenen Fällen eingeführt, wo sie mit Jauche, auch vom lebenden Organismus herstammend, verunreinigt war.

Im weiteren führte eine 2. Beobachtung im November 1847 Semmelweis zu der Überzeugung, **daß nicht nur die untersuchende Hand, sondern auch die mit organischen Zersetzungsprodukten geschwängerte Luft das todbringende Fieber erzeugen könne.** Es war nämlich zu dieser Zeit eine mehrere Todesfälle liefernde, auf ein Zimmer beschränkt gebliebene Kindbettfieberendemie ausgebrochen, die mit der Verpestung der Zimmerluft durch eine an jauchiger Kniegelenksentzündung eidende Wöchnerin in direkten Zusammenhang gebracht werden mußte.

Daß die auf solchen Erfahrungen beruhende Theorie von der Herkunft des Kindbettfiebers und die mit den getroffenen desinfektorischen Maßnahmen zusammenhängende sofortige bedeutende Verbesserung der sanitarischen Zustände auf Kleins Klinik unter den Ärzten Wiens großes Aufsehen erregten, ist leicht erklärlich. Die ungeheuere Tragweite der Semmelweisschen Entdeckung wurde denn auch vom ersten Augenblicke ihres Bekanntwerdens an von Männern wie Rokitansky, Skoda, Hebra und Primarius Haller richtig erkannt und gewürdigt.

Prof. Klein dagegen verhielt sich zunächst den Reformideen seines Assistenten gegenüber gleichgültig und glaubte, daß die durch dessen desinfektorische Vorschriften bedingten günstigen Resultate ein Spiel des Zufalles seien.

Später stellte er sich Semmelweis, wenn er auch nicht gerade dessen Anordnungen verbot, feindselig gegenüber, benützte jede Gelegenheit, um sich über diese lustig zu machen, verhinderte die Wiederanstellung seines Assistenten nach abgelaufener Dienstzeit und suchte auch dessen beabsichtigte Habilitation zu hintertreiben.

Die seitens der medizinischen Fakultät bei dem Ministerium beantragte Verwertung des großen klinischen Materials der I. Abteilung zu weiteren Untersuchungszwecken in dieser wichtigen Angelegenheit bezeichnete Klein als „Denunziation" und brachte es dahin, daß sie unterblieb.

Bei seiner bereits erwähnten Abneigung gegen jede schriftstellerische Tätigkeit konnte sich Semmelweis leider nicht entschließen, die neue Lehre zu publizieren.

Die erste diesbezügliche Mitteilung übernahm Hebra mit einem im Dezember 1847 in der Zeitschrift der k. k. Gesellschaft der Ärzte zu Wien erschienenen Artikel, betitelt: „Höchst wichtige Erfahrungen über die Ätiologie des in Gebäranstalten epidemischen Puerperalfiebers". Leider enthielt der Aufsatz einzelne Unrichtigkeiten, unter ihnen namentlich die, daß nach Semmelweis das Puerperalfieber fast ausschließlich durch Leichengift hervorgerufen werde, wie aus dem Obigen ersichtlich, der nur anfangs von diesem verfochtene Standpunkt.

In einer zweiten, aus derselben Feder stammenden Arbeit forderte Hebra alle Vorstände geburtshilflicher Anstalten auf, Versuche anzustellen und die bestätigenden oder widerlegenden Resultate der Semmelweisschen Lehre an die Redaktion der erwähnten Zeitschrift einzusenden.

Im Jahre 1849 sodann hielt Skoda, der mittlerweile berühmt gewordene interne Kliniker, auf Grund des ihm von Semmelweis zur Verfügung gestellten Materials in der Akademie der Wissenschaften zu Wien einen hochbedeutsamen Vortrag über das Thema: „Über die von Dr. Semmelweis entdeckte wahre Ursache der in der Wiener Gebäranstalt ungewöhnlich häufig vorkommenden Erkrankungen der Wöchnerinnen und des Mittels zur Verminderung dieser Erkrankungen bis auf die gewöhnliche Zahl". Es wurden in diesem Vortrage die Semmelweisschen Beobachtungen in klarer und überzeugender Weise dargelegt und gleichzeitig über einschlägige Tierexperimente berichtet, welche von positivem Resultate begleitet und geeignet waren, deren Richtigkeit zu erhärten.

So wichtig das Eintreten eines Mannes von der Bedeutung Skodas für die neue Lehre war, so verhängnisvoll sollte es in der Folgezeit für deren Verbreitung und Anerkennung werden. Nicht nur berücksichtigte Skoda wieder fast ausschließlich nur den bloß anfangs von Semmelweis vertretenen Standpunkt der Leicheninfektion als alleiniger Ursache des Kindbettfiebers, sondern es enthielt der Vortrag auch noch eine scharfe, gegen die Prager Klinik gerichtete Äußerung. Damit schuf Skoda seinem Schützling und dessen Lehre für die nächste Zukunft eine große Reihe von Gegnern, unter ihnen namentlich einen höchst gefährlichen, weil später sehr einflußreichen, in der Person des damaligen Assistenten der Prager Klinik, Scanzoni, welcher in der Folgezeit als Professor der Geburtshilfe in Würzburg als einer der hervorragendsten Vertreter seines Faches galt.

Semmelweis konnte sich auch jetzt wieder nicht dazu aufraffen, mit seiner Entdeckung vor die Öffentlichkeit zu treten und bei diesem Anlasse die durch Skoda und Hebra verursachten Mißverständnisse aufzuklären. Er gab sich der großen Täuschung hin, daß der von ihm eingeschlagene Weg, die Verbreitung seiner Anschauungen durch seine Schüler und briefliche Unterhandlungen mit verschiedenen Direktoren geburtshilflicher Anstalten, ihm bald und überall Anerkennung verschaffen werde.

Erst im Jahre 1850 gelang es endlich Haller, Semmelweis zu bestimmen, seine Ideen in der Wiener

k. k. Gesellschaft der Ärzte vorzutragen, nachdem jener weitblickende Mann bereits in einem 1848 veröffentlichten Berichte über die Wiener Krankenanstalten sich dahin ausgesprochen, daß die Bedeutung der Semmelweisschen Entdeckung nicht nur für Gebäranstalten, sondern auch für chirurgische Krankheiten eine unermeßliche sei. Leider machte Haller damals mit seinem Ausspruche weder auf die Chirurgen im allgemeinen, noch auf die damaligen Vertreter des Faches in Wien, Schuh und Dumreicher, einen nennenswerten Eindruck.

1850 also entwickelte Semmelweis in 3 Sitzungen der genannten Gesellschaft ausführlich seine Ansichten über die Genese des Kindbettfiebers, indem er dabei klar und deutlich aussprach, „daß das Puerperalfieber ebensowenig eine kontagiöse als für sich spezifische Krankheit sei. Sie entwickle sich dadurch, daß ein in Fäulnis übergegangener tierisch-organischer Stoff, gleichviel von welchem Kranken immer und gleichviel ob vom lebenden oder vom toten Organismus stammend, aufgenommen in die Blutmasse der Wöchnerin, die puerperale (pyämische) Blutentmischung erzeuge".

Gleichzeitig wurde auch die Möglichkeit der „Selbstinfektion", d. h. die Entwickelung von Fäulnisstoffen im Organismus der Wöchnerin selbst und deren konsekutive Aufsaugung und Blutvergiftung, zugegeben.

Als wichtigste Konsequenzen der Semmelweisschen Theorie ergaben sich die Desinfektion (Chlorwaschung) aller mit dem Körper der Kreißenden in Berührung kommenden Gegenstände, unter ihnen vor allem der untersuchenden Hände, und auch die Reinhaltung der umgebenden Luft.

Daneben benutzte der Vortragende die Gelegenheit, sowohl die in der lebhaften Diskussion als auch in der Literatur bereits zutage getretenen Mißverständnisse zu beseitigen und gleichzeitig die laut gewordenen Bedenken und Einwürfe, welchen seine Lehre begegnet war, zu widerlegen. Er erlebte einen vollständigen Sieg, und die Schlußsitzung gestaltete sich zu einer glänzenden Apotheose seiner Theorie.

Klein hatte in den denkwürdigen Verhandlungen das Wort nie ergriffen, war höchstwahrscheinlich bei denselben nicht einmal zugegen gewesen!

Leider blieb zunächst der erwartete Erfolg nur ein beschränkter. Semmelweis publizierte seine Reden wieder nicht. Sie erschienen nur mit den sich anschließenden Debatten als Sitzungsprotokolle in der bereits erwähnten Wiener Zeitschrift, deren Leserkreis ein ziemlich kleiner war.

Der November 1850 brachte Semmelweis endlich die längst ersehnte Dozentur. Da sie sich aber nur auf theoretische Vorlesungen und Übungen am Phantome, nicht auf solche an Leichen erstreckte, wie er gewünscht hatte, erblickte er in der letzteren Einschränkung eine große, persönlich gegen ihn beabsichtigte Kränkung. 5 Tage später verließ er Knall und Fall, ohne sich vorher mit seinen Freunden und Gönnern besprochen zu haben, Wien und siedelte nach Pest über. Ein unseliger Schritt! Nicht nur zogen sich von da ab seine mächtigen Protektoren Skoda und Hebra und andere einflußreiche Freunde von ihm zurück. Er schnitt sich damit auch für alle Zukunft jede spätere Karriere in Wien, dem damaligen Hauptsammelpunkte der ärztlichen Welt Europas, ab, wo er vielleicht in nicht allzu ferner Zeit Gelegenheit gehabt hätte, in angesehener und einflußreicher Stellung an der Hand eines großen Materiales seinen Anschauungen zum baldigen und vollständigen Siege zu verhelfen.

Die politischen Verhältnisse, welche Semmelweis in Pest antraf, waren zunächst für die Weiterverbreitung seiner Lehre durchaus ungünstig. Die Konsequenzen der mit Waffengewalt niedergeschlagenen 48er Revolution waren, „daß auf allen Gebieten des geistigen Lebens ein hoher Grad von Stagnation eingetreten war. Zu einer Zeit, wo jenseits der Grenzen des Landes, auf den Trümmern veralteter Anschauungen überall neues Leben erwachte, wo auf dem Gebiete der Naturwissenschaften eine Entdeckung auf die andere folgte und diesen einen ungeahnten Aufschwung verlieh, blieb die gesamte medizinische Literatur in Ungarn auf die behördlich superrevidierten Protokolle der Pester Gesellschaft der Ärzte beschränkt" (Bruck).

Nicht besser waren die Verhältnisse, welchen Semmelweis an den Pester Gebäranstalten begegnete und das Verständnis, welches seiner Lehre und den daraus sich ergebenden Folgerungen von dem dortigen Leiter der Universitätsfrauenklinik, Prof. Birly, entgegengebracht wurde. Hier, wie in Wien, eifriges pathologisch-anatomisches Studium an der Leiche und gleichzeitige geburtshilfliche Tätigkeit ohne Notiznahme von der Semmelweisschen Chlordesinfektion! Dafür aber auch zeitweise fürchterliche Mortalitätsstatistiken! Ein Mann, wie Birly, der das Kindbettfieber von einer „Unreinlichkeit der ersten Wege" herleitete und dementsprechend prophylaktisch mit Abführmitteln gegen dasselbe zu Felde zog, war keines Besseren zu belehren.

1851 habilitierte sich Semmelweis in Pest, und auf sein Gesuch hin wurde ihm die bereits früher kurz geschilderte geburtshilfliche Abteilung des St. Rochus-Spitales zugewiesen. An der Hand der dort sofort getroffenen Maßnahmen gelang es ihm, die Wöchnerinnensterblichkeit, die daselbst ebenfalls zeitweise ganz enorme Dimensionen einnahm, ganz bedeutend zu reduzieren.

Daneben schuf er sich bald eine ausgedehnte geburtshilfliche Praxis und kümmerte sich vorläufig nicht weiter um die Freunde und Feinde seiner Theorie von der Herkunft des Puerperalfiebers.

Das Jahr 1855 brachte ihm mit dem Tode Birlys die geburtshilfliche Professur und die Leitung der Frauenklinik an der Universität Pest. Daß er auch in dieser Anstalt, die wir ebenfalls kennen gelernt haben, ohne Zögern Handel und Wandel schuf, sofort seine desinfektorischen Maßnahmen traf und namentlich auch die daselbst in bezug auf die Wäsche höchst mißlichen Zustände beseitigte, versteht sich von selbst, ebenso, daß im Zusammenhange damit der Gesundheitszustand auf den Abteilungen sich ganz bedeutend verbesserte.

Im folgenden Jahre erlebte er eine bittere Enttäuschung. An Stelle des inzwischen im 69. Lebensjahre verstorbenen Prof. Klein wurde dessen Schüler Karl Braun berufen, nachdem derselbe kurz vorher einen Ruf nach Zürich abgelehnt hatte. Damit gelangte auf die Wiener geburtshilfliche Lehrkanzel ein persönlicher und wissenschaftlicher, dazu noch junger und hochbegabter Gegner von Semmelweis.

Das Jahr 1857 bildete insofern einen Markstein im Leben von Semmelweis, als er sich durch die von einigen Universitätskollegen inszenierte Gründung einer medizinischen Zeitschrift („Orvosi hetilap") und durch die damit zusammenhängende Wiederbelebung der Pester ärztlichen Gesellschaft veranlaßt sah, sein bisheriges passives Verhalten aufzugeben und von da ab in Wort und Schrift Propaganda zu machen für seine Entdeckung.

Einen in demselben Jahre an ihn ergangenen Ruf an die Universität Zürich lehnte er ab. Fast gleichzeitig gründete er sich einen eigenen Hausstand.

Nachdem er bereits 1858 und 1860 zwei größere Aufsätze („Die Ätiologie des Kindbettfiebers", „Der Meinungsunterschied zwischen mir und den englischen Ärzten über das Kindbettfieber") publiziert hatte, setzte er 1861 seinem Werke die Krone auf durch die Herausgabe seines Buches: „Die Ätiologie, der Begriff und die Prophylaxis des Kindbettfiebers". Es enthält dasselbe, über 500 Druckseiten umfassend, ein erdrückendes, auf eigenen und fremden

Beobachtungen fußendes Beweismaterial und eine gründliche Wiederlegung aller im Laufe der Jahre gegen seine Theorie aufgetauchten Einwände. Schade nur, daß er in seiner Polemik gegen seine wissenschaftlichen Gegner, unter ihnen Männer wie Rudolf Virchow, stellenweise einen höchst leidenschaftlichen Ton anschlägt. Es mußte ein solcher von vorneherein viele völlig vorurteilsfrei an die Lektüre des Buches Herantretende z. T. stutzig machen, z. T. geradezu abschrecken und gegen ihn einnehmen.

Ein weiterer, dieser epochemachenden Arbeit anhaftender Fehler besteht ferner in ihrer sehr breiten Anlage, welche bei teilweise sehr schlechtem Stile durch fortwährende Wiederholungen ermüdend wirkt. Infolgedessen kostet es dem Leser eine gewisse Selbstüberwindung, sich von Anfang bis zu Ende durch das Buch durchzukämpfen. Dementsprechend war denn auch der Leserkreis, der dies zustande brachte, ein relativ kleiner, ein weiteres die Verbreitung und Anerkennung der Semmelweisschen Ansichten höchst ungünstig beeinflussendes Moment!

Als Aufgabe seiner Schrift bezeichnet Semmelweis in der Vorrede, dem Leser geschichtlich die Beobachtungen vorzuführen, welche er an der 1. Gebärklinik zu Wien während seiner Assistentenzeit gemacht, ihm zu zeigen, wie er zum Zweifler an der bisherigen Lehre über die Entstehung und den Begriff des Kindbettfiebers geworden, wie sich ihm seine gegenwärtige Überzeugung unwiderstehlich aufgedrungen, damit auch er zum Heile der Menschheit dieselbe Überzeugung daraus schöpfe.

„Vermöge meines Naturells — fährt Semmelweis fort — jeder Polemik abgeneigt, Beweis dessen ich auf so zahlreiche Angriffe nicht geantwortet, glaubte ich es der Zeit überlassen zu können, der Wahrheit eine Bahn zu brechen, allein meine Erwartung ging in einem Zeitraum von 13 Jahren nicht in dem Grade in Erfüllung, wie es für das Wohl der Menschheit nötig ist.

Das Unglück wollte noch, daß in den Schuljahren 1856/57 und 1857/58 auf meiner eigenen geburtshilflichen Klinik zu Pest die Wöchnerinnen in solcher Anzahl starben, daß meine Gegner diese Sterblichkeit als Beweis gegen mich benutzen konnten; es drängt zu zeigen, daß diese 2 Unglücksjahre gerade so viele traurige, unabsichtliche, direkte Beweise für mich bilden.

Zu dieser Abneigung kommt noch hinzu eine mir angeborene Abneigung gegen alles, was Schreiben heißt.

Das Schicksal hat mich zum Vertreter der Wahrheiten, welche in dieser Schrift niedergelegt sind, erkoren. Es ist meine unabweisliche Pflicht, für dieselben einzustehen. Die Hoffnung, daß die Wichtigkeit und die Wahrheit der Sache jeden Kampf unnötig mache, habe ich aufgegeben. Es kommen nicht mehr meine Neigungen, sondern das Leben derjenigen in Betracht, welche an dem Streite, ob ich oder meine Gegner Recht haben, keinen Anteil nehmen. Ich muß meinen Neigungen Zwang antun und nochmals vor die Öffentlichkeit treten, nachdem sich das Schweigen so schlecht bewährt, ungewarnt durch die vielen bitteren Stunden, die ich deshalb schon erduldet, die überstandenen habe ich verschmerzt, für die mir noch bevorstehenden finde ich Trost in dem Bewußtsein, nur in meiner Überzeugung Gegründetes aufgestellt zu haben."

Bevor wir das Schicksal Semmelweis' und seiner Lehre von der Entstehung und Herkunft des Puerperalfiebers weiter verfolgen, ist es wohl zweckmäßig, hier einen Augenblick Halt zu machen und uns die Frage vorzulegen, welchen Einfluß dieselbe bisher und in den nächsten Jahren auf die Geburtshilfe ausgeübt hat.

Bekanntlich besteht eine dem Menschen eigentümliche Eigenschaft darin, daß er Vernunftgründen gegen tief eingewurzelte Ideen, in denen er aufgewachsen ist, und die ihm gleichsam zur zweiten Natur geworden sind, nicht leicht zugänglich ist und es infolgedessen oft viele, viele Jahre braucht, bis er sich von Irrtümern, in denen er befangen, befreien läßt. Werden neue Anschauungen noch gar dem Gewissen unbequem, so sucht man instinktiv alle möglichen plausibel erscheinenden Gegengründe hervor, um dasselbe zu beruhigen. Um so willkommener sind solche dann, wenn der Vertreter neuer Lehren eine Persönlichkeit ist, die man, weil sie augenscheinlich noch nichts geleistet hat, nicht für voll ansieht, oder über welcher man, in Berücksichtigung seiner eigenen Verdienste, hoch zu stehen glaubt. Ganz besonders verschlimmert wird die Situation noch, wenn der Vorkämpfer neuer lästiger Ideen nicht ruhig und objektiv auftritt, sondern mit großer Leidenschaftlichkeit und persönlichen Verunglimpfungen seinen Gegnern zu Leibe geht, so daß der Kampf, weil er teilweise den wissenschaftlichen Charakter verlassen hat, persönliche Feindschaft setzt. Die wenigsten Menschen sind so groß und edel veranlagt, daß sie ihre bisherigen Anschauungen zugunsten derjenigen eines persönlichen Feindes aufgeben!

In Nutzanwendung des Gesagten auf Semmelweis und seine Theorie sei in erster Linie nochmals an die Anschauungen erinnert, welche zur Zeit seines Auftretens bezüglich der Entstehung des Kindbettfiebers die medizinische Welt seit Jahrhunderten beherrschten. So waren es denn, als Semmelweis seine neue Lehre verkündigte, nur wenige vorurteilsfreie und weitblickende Männer — und diese sogar größtenteils nicht einmal seine engeren Fachgenossen — welche sich sofort von deren Richtigkeit überzeugen ließen. Als solche seien nochmals erwähnt: Rokitansky, Hebra, Skoda, Haller. Unter seinen Spezialkollegen ist neben Kugelmann Michaëlis, der um die Lehre vom engen Becken bleibend und hoch verdiente Kieler Professor, deshalb besonders anzuführen, weil für ihn die Erkenntnis der Semmelweisschen Wahrheit sehr verhängnisvoll wurde. Zur Überzeugung gelangt, daß er bei einer nahen, von ihm entbundenen Anverwandten ein tödlich verlaufenes Puerperalfieber durch eine kurz vorher vorgenommene Sektion verschuldet habe, verfiel er in tiefe Melancholie und suchte und fand seinen Tod unter den Rädern eines Eisenbahnzuges!

Die meisten geburtshilflichen und tonangebenden damaligen Koryphäen der Geburtshilfe deutscher, französischer und englischer Zunge, Männer wie Scanzoni,

C. Braun, Späth, Kiwisch, Breisky, Siebold, Litzmann, Martin, Dubois, Simpson u. a. waren gegen ihn. Als äußerst gewichtiger Gegner trat auch noch der große pathologische Anatom Rudolf Virchow auf.

Es würde zu weit führen, wollte ich an dieser Stelle alle gegen Semmelweis geltend gemachten Argumente anführen, und so beschränke ich mich darauf, nur einige derselben kurz zu erwähnen.

Bei den ersten Semmelweisschen, durch Hebra und Skoda bekannt gewordenen Beobachtungen spielt, wie früher erwähnt, die Leicheninfektion die weitaus größte Rolle. So selbstverständlich es heutzutage nicht nur für den Arzt, sondern auch für den in modernen Anschauungen aufgewachsenen Laien ist, daß der Geburtshelfer keiner Frau seinen Beistand leiste, wenn er kurz vorher eine Sektion gemacht, so harmlos erschien in der damaligen Zeit eine solche gleichzeitige Beschäftigung. Nicht nur sprach augenscheinlich für deren Ungefährlichkeit der Umstand, daß ja lange nicht alle nach einer Autopsie untersuchten Kreißenden an Kindbettfieber erkrankten, sondern auch noch die Erfahrung, daß Leichenvergiftungen des mit einer Handwunde versehenen Arztes relativ selten sind.

Gegen die von Semmelweis gegebene Erklärung des großen Sterblichkeitsunterschiedes zwischen der I. und II. Wiener Gebärabteilung wurde hervorgehoben, daß dort bei stets sich gleichbleibender Beschäftigung mit gleichzeitigen anatomischen Studien trotzdem große Mortalitätsschwankungen vorkamen, während umgekehrt auch hier, auf der Hebammenabteilung, nicht selten ebenfalls wahre Epidemien beobachtet wurden.

Die durch Chlorwaschungen der Hände bedingte Reduktion der Sterblichkeit glaubte man umsomehr bloß als günstigen Zufall auffassen zu dürfen, als ja auch trotz ihrer die Krankheit oft enorme Dimensionen annahm.

Da war denn das Zurückgreifen auf einen „Genius epidemicus" ebenso bequem und einfach wie in jenen Fällen, wo man auch in der Außeranstaltspraxis von Hebammen und nicht pathologisch-anatomisch beschäftigten Ärzten das Kindbettfieber „epidemisch" auftreten sah.

Solche und eine große Zahl anderer Einwände wurden gegen die Semmelweissche Erklärung erhoben, und wo sie und der „Genius epidemicus" nicht ausreichten, trat noch die Lehre von der zu Kindbettfieber besonders disponierenden Blutbeschaffenheit des puerperalen Weibes in die Lücke.

Das Festhalten an diesen Dogmen war auch deshalb besonders bequem, weil der Geburtshelfer, welcher sich zu Semmelweis bekehrte, sich sagen mußte, daß er höchst wahrscheinlich die Mehrzahl der in seiner bisherigen Praxis erlebten Todesfälle an Kindbettfieber direkt verschuldet habe durch gleichzeitige Studien an Leichen, die damals eifrig betrieben wurden. Damit erwachten natürlich die Gewissensbisse.

Besonders ungünstig wirkte außerdem der Umstand, daß Semmelweis erst 13 Jahre nach seiner Entdeckung sich dazu entschließen konnte, diese ausführlich und eingehend klar zu legen in einem Buche, das, wie bereits erwähnt, durch stellenweise Ungenießbarkeit und verletzende Polemik abstieß. Vorher hatte er andere, Nichtfachgenossen (Skoda, Hebra, Haller), für seine Ideen auftreten lassen und wo sich infolgedessen Irrtümer einstellten, fand er es nicht für nötig, sie persönlich zu berichtigen.

Gewiß hat Hegar Recht, wenn er neben Voreingenommenheit und Blindheit — gewiß nicht Schlechtigkeit — der speziellen Fachgenossen im weiteren den Entwicklungsgang, welchen die Lehre von den Wundkrankheiten seit Ende der 40er Jahre unter dem Einflusse von R. Virchow machte, dafür verantwortlich erklärt, daß die Semmelweissche Theorie nicht schnelleren Fuß faßte. So verfehlte denn auch das 2 malige Auftreten Virchows (1861 und 1864) gegen letztere seine Wirkung nicht!

Vor der Hand blieb deshalb der Erfolg des Semmelweisschen Buches darauf beschränkt, daß in den folgenden Jahren dem Kapitel der Puerperalerkrankungen eine immer mehr wachsende Aufmerksamkeit geschenkt wurde, daß sich auch verschiedene Behörden mit dem Gegenstande beschäftigten, ja sogar von solchen die Frage ventiliert wurde, ob nicht die großen Gebärhäuser zu schließen seien, und daß zahlreiche Arbeiten, Berichte und Diskussionen aus in- und ausländischen ärztlichen Gesellschaften (z. B. aus Petersburg, Paris, London) publiziert wurden.

Den vollständigen Sieg sollte Semmelweis nicht mehr erleben. Wenn sich auch allmählich immer mehr hervorragende Ärzte, unter ihnen z. B. Hirsch, G. Veit und der jetzt noch in München wirkende Professor v. Winckel zu seinen Gunsten entschieden, so konnte doch von einem allgemeinen Umschwung der diesbezüglichen Anschauungen erst die Rede sein, als durch die Entdeckungen von Pasteur, der darauf basierenden Antisepsis von Lister, durch die Forschungen eines R. Koch u. a. der unanfechtbare Beweis geliefert wurde, daß das **Puerperalfieber, identisch mit auf anderem Wege zustande gekommenen Blutvergiftungen, nichts anderes ist, als eine durch pathogene Mikroorganismen (Bakterien) bedingte Infektionskrankheit.** Erst mit dieser, nicht zum geringsten Teile auf dem Wege des Tierexperimentes gemachten Entdeckung, wurde die Theorie von Semmelweis, zu welcher er auf praktisch empirischem Wege gekommen war, zur unumstößlichen Tatsache gestempelt.

Die wenigen Jahre, welche Semmelweis nach Erscheinen seines Buches noch zu leben vergönnt war, sind nichts weiter als der Schlußakt einer Tragödie, deren Gang und Verlauf uns sofort verständlich werden, wenn wir die Charaktereigenschaften des Helden und die enorme Tragweite seiner Entdeckung ins Auge fassen.

Semmelweis, ein mit den herrlichsten Eigenschaften des Geistes und Gemütes ausgestatteter Arzt*),

---

*) Semmelweis wird von allen, die ihn genauer kannten, als ein Mann geschildert, „aus dessen Worten und Handlungen unendliche Herzensgüte sprach. Gegenüber Armen und Leidenden stets hilfreich und gut, war er streng gegen sich und andere in Berufssachen, unerbittlich in bezug auf seine Desinfektionsvor-

entdeckt zufällig die Hauptursachen der zeitweise enormen Sterblichkeit in den Wiener Gebärhäusern. Diese Entdeckung wird sofort zu einer ihn Tag und Nacht peinigenden Selbstanklage. Er sagt sich: du bist, wie viele deiner Kollegen, wegen deiner gleichzeitigen Beschäftigung mit Leichenuntersuchungen Schuld an dem Tode unzähliger junger Mütter und deren Kinder. Deine Hand, von welcher die Armen in schwerer Stunde Hilfe erwarteten, hat ihnen den Tod gebracht.

Er baut seine Entdeckung zu einer für ihn felsenfest begründeten Lehre aus und glaubt in desinfektorischen Maßnahmen das Hauptmittel zur Verhütung

---

schriften, leicht erregt und heftig, aber schnell auch wieder besänftigt. Als Arzt die Gewissenhaftigkeit und Pflichttreue selbst, leistete er stets jedem Rufe Folge, bei Tag wie bei Nacht, ob nun Reiche seine Hilfe erbaten oder Arme" (Schürer).

Daneben zeichnete er sich nach Hegar durch Bescheidenheit, Anspruchslosigkeit, eine kindlich-naive Denkungsweise aus. Er war eine glücklich heitere Natur, ein guter Gesellschafter, „welcher sich dem Genusse des Augenblicks voll und unbefangen überließ. Dabei war er anhänglich an seine Freunde und voll Vertrauen, wo er ehrliche Gesinnungen und uneigennütziges Streben voraussetzte, aber auch rückhaltlos, selbst auf eigene Gefahr hin, freimütig und entschieden auftretend da, wo er eine gemeine Denkungsart bemerkt zu haben glaubte. Er brach dann sofort selbst mit denen ab, welche ihm sonst nahe gestanden hatten. Diese Eigenschaft, in Verbindung mit einer, vielleicht allzu großen Ungezwungenheit im Ausdruck, welche in dem eigentümlichen Ofener und Wiener Krankenhaus-Deutsch vielleicht noch stärker hervortrat, scheint in einzelnen Kreisen und bei einzelnen Personen Anstoß erregt und ihm Gegner zugezogen zu haben."

des Kindbettfiebers gefunden zu haben. Er betrachtet es als seine Gewissenspflicht, der ärztlichen Welt seine heilbringende Lehre zu verkünden und stößt gerade bei den hervorragendsten Vertretern seines Faches,

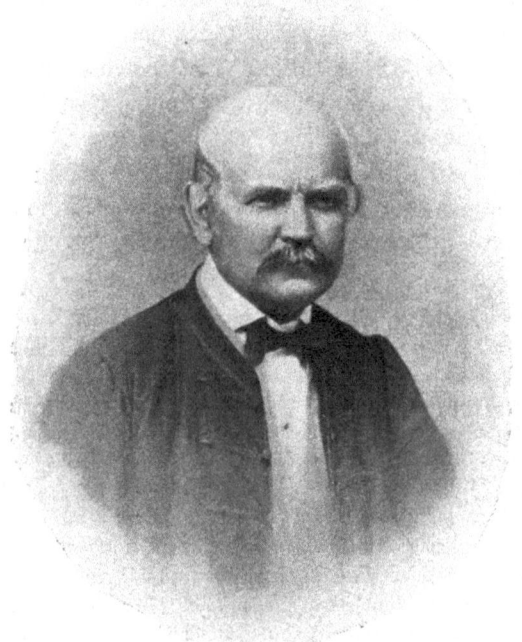

I. Ph. Semmelweis (1861).
Entnommen aus dem Werke „Schürer von Waldheim, Ignaz Philipp Semmelweis. Sein Leben und Wirken". Wien 1905. A. Hartlebens Verlag.

den maßgebenden Lehrern der medizinischen Jugend, nicht nur auf Gleichgültigkeit, sondern auch auf direkten Widerstand. Der entsponnene Kampf erregt, verletzt und erbittert Semmelweis aufs intensivste, weil er, vergeblich geführt, nicht nur theoretische, sondern weitgehende praktische Konsequenzen hat: die Vernichtung von Tausenden junger blühender Leben und den damit zusammenhängenden unaussprechlichen Jammer in zahllosen Familien!

Solchen mächtig auf ihn einwirkenden Aufregungen zeigte sich Semmelweis auf die Dauer nicht gewachsen. Es machten sich allmählich immer mehr die Symptome einer unheilbaren Geisteskrankheit geltend, die ihn im Jahre 1865 ins Wiener Irrenhaus führte. Ein gütiges, gleichzeitig aber auch ironisches Schicksal wollte es, daß der bedauernswerte Mann nach nur 14 tägigem Aufenthalte daselbst an derselben Krankheit zugrunde ging, wie sein Freund Kolletschka, dessen Tod ihn zu seiner eminenten Entdeckung geführt hatte, an einer vom rechten Mittelfinger ausgehenden Blutvergiftung!

Die ersten Spuren der beginnenden Geistesstörung lassen sich schon in einzelnen Kapiteln seines epochemachenden Werkes nachweisen in Gestalt maßloser Angriffe gegen seine Gegner. Diese steigern sich noch in 3 im folgenden Jahre erschienenen offenen Briefen, gerichtet an Späth, Scanzoni, Siebold und an sämtliche Professoren der Geburtshilfe*).

In der Folge äußerte sich seine abnorme Gehirntätigkeit dadurch, „daß er auf der Straße Propaganda

---

*) Es würde zu weit führen, auf den Inhalt dieser Briefe näher einzutreten. Immerhin mögen einige Stellen aus ihnen hier Platz finden, weil sie psychologisch interessant sind. Es spricht aus ihnen eine ungeheure Aufregung und ein tiefer Seelenschmerz, welche sich Semmelweis' deshalb bemächtigten, weil die meisten tonangebenden Fachgenossen sich nicht zu für seine Lehre machte und dieselbe mit lauten Demonstrationen auch im Kreise von Laien zu verbreiten suchte. Daneben fingen sein sonderbares, unberechenbares Benehmen, seine Zerstreutheit und Vergeßlich-

seinen Anschauungen bekehrt hatten, obschon diese nach seiner felsenfesten Überzeugung für tausende junger Frauen von vitalster Bedeutung sind.

Am schonungslosesten geht Semmelweis mit Scanzoni zu Gericht. Der an diesen gerichtete offene Brief beginnt folgendermaßen: „Herr Hofrat werden aus meinem Briefe an Herrn Prof. Spaeth entnommen haben, daß ich, um dem Morden ein Ende zu machen, den unerschütterlichen Entschluß gefaßt habe, jedem, der es wagt, Irrtümer über das Puerperalfieber zu verbreiten, schonungslos gegenüber zu treten." . . . . „Das größte Verdienst meiner Lehre ist, daß selbe die sichere Verhütung dieses Unglücks lehrt. Daß selbe dem Arzt eine bewußte, vorbeugende Tätigkeit vorschreibt, während Ihre Lehre den Arzt zum Türken stempelt, welcher in fatalistischer untätiger Resignation das Unglück über seine Wöchnerin ergehen läßt." . . . .

Gegen die Auffassung Scanzonis von der epidemischen Natur des Kindbettfiebers polemisiert Semmelweis folgendermaßen: „Ich gestehe, daß ich diese Ansicht nicht teile; ich glaube vielmehr, daß die Hebammen und die praktischen Ärzte, welche in Würzburg und dessen Umgebung die geburtshilfliche Praxis ausüben, gerade so kolossale Ignoranten über die Entstehung und Verhütung des Kindbettfiebers sind, als Sie selbst, Herr Hofrat, und daß demnach die Puerperalfieber in Würzburg und dessen Umgebung verhütbare Infektionsfälle von außen waren." . . . . „Sie sehen, Herr Hofrat, daß ich Ihrer Lehre die Stütze entzogen, welche Sie in den Mordtaten gefunden haben, welche die Hebammen und Arzte in Würzburg und dessen Umgebung aus Unwissenheit begehen.

Es wird gesagt, daß es besonders hervorgehoben werden müsse, daß die Erkrankungen in Würzburg und in dessen Um-

keit an aufzufallen. Mit dem Stadium der Aufregung, eines heftigen, keinen Widerspruch duldenden Wesens wechselten Zustände der Depression und melancholischen Stimmung. Später bemerkte man selbst ein

gebung nicht der Praxis eines Arztes angehörten; natürlich, es ist ja nicht bloß ein Arzt, sondern alle Ärzte, die dort praktizieren, sind Ignoranten in bezug der Verhütung des Kindbettfiebers, und an dieser Ignoranz sind die Professoren der Geburtshilfe schuld, bei denen die praktischen Arzte Geburtshilfe gelernt. Und diesbezüglich haben Sie, Herr Hofrat, ein bedeutendes Kontingent aus Unwissenheit Mordender in Deutschland versendet." .... „Ihre Lehre, Herr Hofrat, basiert auf den Leichen aus Unwissenheit ermordeter Wöchnerinnen, und nachdem ich den unerschütterlichen Entschluß gefaßt habe, dem Morden, soweit es in meiner Macht liegt, ein Ende zu machen, so richte ich an Sie, Herr Hofrat, folgende Aufforderung:

Es sind nur 2 Fälle möglich. Entweder halten Sie meine Lehre für falsch, oder Sie halten meine Lehre für wahr; ein drittes gibt es nicht.

Halten Sie meine Lehre für falsch, so fordere ich Sie hiermit auf, mir die Gründe mitzuteilen, warum Sie meine Lehre für falsch halten." .... „Sollten Sie aber, Herr Hofrat, ohne meine Lehre widerlegt zu haben, fortfahren, für die Lehre des epidemischen Kindbettfiebers zu schreiben und schreiben zu lassen, — sollten Sie aber, Herr Hofrat, ohne meine Lehre widerlegt zu haben, fortfahren, Ihre Schüler und Schülerinnen in der Lehre des epidemischen Kindbettfiebers zu erziehen, so erkläre ich Sie vor Gott und der Welt für einen Mörder, und die Geschichte des Kindbettfiebers würde gegen Sie nicht ungerecht sein, wenn selbe Sie für das Verdienst, der Erste gewesen zu sein, der sich meiner lebensrettenden Lehre widersetzt, als medizinischen Nero verewigen würde."

Daß eine solche Sprache gegenüber einem Manne, der, wie Scanzoni, sich sehr große Verdienste um die moderne Gynäkologie erworben hatte, nicht gerade geeignet war, für

kindisches Wesen, auffallende Gefräßigkeit, Neigung
zu obszönen Redensarten, hochgradig gesteigerte Sinnlichkeit" (Hegar), Eigenschaften, welche ihm in ge-

---

Semmelweis und seine Sache Propaganda zu machen, liegt auf der Hand.

In dem 3., an sämtliche Professoren der Geburtshilfe gerichteten offenen Briefe findet sich folgender Passus: „Sollten sich die Professoren nicht baldigst dazu bequemen, ihre Schüler und Schülerinnen in meiner Lehre zu unterrichten, sollten die Regierungen noch länger die Kindbettfieber in den Gebäranstalten dulden, so werde ich, um wenigstens die in geographischen Verbreitung Entbindenden vor dem Kindbettfieber zu schützen, mich an das hilfsbedürftige Publikum wenden, ich werde sagen: „Du Familienvater, weißt Du, was das heißt, einen Geburtshelfer oder eine Hebamme zu Deiner Frau zu rufen, welche bei der Geburt eines Beistandes benötigt; das heißt so viel als Deine Frau und Dein noch ungeborenes Kind einer Lebensgefahr aussetzen. Und wenn Du nicht Witwer werden willst, und wenn Du nicht willst, daß Deinem noch ungeborenen Kinde der Todeskeim eingeimpft werde, und wenn Deine Kinder ihre Mutter nicht verlieren sollen, so kaufe Dir um einige Kreuzer einen Chlorkalk, gieße ein Wasser darauf und lasse den Geburtshelfer und die Hebamme Deine Frau ja nicht innerlich untersuchen, bevor sich nicht der Geburtshelfer, bevor sich nicht die Hebamme in Deiner Gegenwart die Hände in Chlor gewaschen haben, und auch dann noch laß den Geburtshelfer und die Hebamme noch nicht innerlich untersuchen, bis Du dich nicht durch Betasten der Hände überzeugt hast, daß sich der Geburtshelfer und die Hebamme so lange gewaschen haben, daß die Hände schlüpfrig geworden." . . . .

„Ich hoffe, das hilfsbedürftige Publikum wird gelehriger sein als die Professoren der Geburtshilfe."

In der Tat hat sich Semmelweis später, wie bereits oben erzählt wurde, in seinem geistesgestörten Zustande sogar auf offener Straße in dem ausgesprochenem Sinne an junge Frauen und Männer gewandt!

sunden Tagen ferne gelegen hatten. In einer Fakultätssitzung, Ende Juli 1865, kam die Geistesstörung zum jähen Ausbruche. An einem der folgenden Tage brachte man ihn nach Wien. Er zog daselbst ein, nicht, wie er im Stillen früher gehofft hatte, als Professor der Geburtshilfe und Direktor der geburtshilflichen Universitätsklinik, sondern als dauernder Insasse des Irrenhauses!

Der Held ist gefallen — man gestatte einem Schweizer das Bild — als ein **medizinischer Winkelried**. Er hat der Infektionstheorie des Puerperalfiebers eine Gasse gemacht, ihr zum Siege verholfen und damit für unsere Weiber und unsere Kinder gesorgt.

Verschwunden sind die zu Semmelweis' Lebzeiten herrschenden Dogmen von der Herkunft des Kindbettfiebers. Sie spuken höchstens noch in den Köpfen von Kurpfuschern und sogen. „Naturärzten". An ihre Stelle sind als feststehende Tatsachen die Semmelweisschen Entdeckungen getreten, welchen durch die bakteriellen Forschungen der Neuzeit die Krone aufgesetzt worden ist.

Die alten Gebärhäuser, diese Brutstätten des Puerperalfiebers, existieren nicht mehr! Statt ihrer erheben sich überall z. T. wahre Paläste, ausgezeichnet durch vortreffliche hygienische Einrichtungen. Die Sterblichkeit an autochthonem (d. h. in den Anstalten entstandenem) Kindbettfieber, die früher an einzelnen Orten auf 40 und mehr Prozent gestiegen war, ist gesunken und beträgt fast überall, auch da, wo die Geburten zu Unterrichtszwecken ausgenutzt werden, nur noch $1/2-1/3$

er Mille! Sie ist mithin, im Gegensatz zu früheren Zeiten, kleiner als die statistisch in Privathäusern festgestellte.

Das Publikum hat die Furcht vor diesen Instituten verloren, und der Zudrang zu ihnen wird von Jahr zu Jahr größer, nicht nur seitens der Armen und Verlassenen, sondern auch der Besser- und Gutsituierten.

Die Lehrer der akademischen Jugend und der Hebammen betrachten es in allen Kulturstaaten als eine Gewissenspflicht, ihre Schüler mit den Maßnahmen bekannt und vertraut zu machen, welche das Puerperalfieber, wenn auch nicht völlig zu eliminieren, so doch bedeutend einzuschränken imstande sind. Fast überall existieren jetzt für die Hebammen Desinfektionsvorschriften, an denen Semmelweis seine Freude haben würde. Dank ihrer sind außerhalb der Anstalten Fälle von Kindbettfieber ebenfalls seltener geworden. Ein „epidemisches" Auftreten wird heutzutage wohl kaum noch beobachtet.

Das Publikum ist denn auch bereits verwöhnt und wirft vielerorts in jedem Falle ausgebrochener puerperaler Erkrankung ohne weiteres die Frage auf: Wer ist schuld daran?

Gewiß ist es in nicht gar seltenen Fällen möglich, bis zu einem hohen Grade von Wahrscheinlichkeit die Quelle der Ansteckung ausfindig zu machen. In allen gelingt es nicht, wird es auch niemals gelingen!

Unter den vielen Schwierigkeiten, welche hierbei in Betracht kommen, sei besonders eine hervorgehoben, nämlich die, daß wir auch, wie exakt wissenschaftlich festgestellt ist, mittels der modernen Desinfektionsmittel (Sublimat, Alkohol u. s. w.) nicht imstande sind, unsere Hände absolut keimfrei zu machen.

Darin liegt die Erklärung einer Semmelweis oft entgegengehaltenen, bereits erwähnten Tatsache, daß er und andere trotz peinlichster Reinigung der Hände mit Chlorwasser zeitweise noch recht respektable Krankheitsziffern aufzuweisen hatten. Semmelweis hielt seine nach Sektionen mit kadaverösem Geruche behafteten Hände für ungefährlich, sobald sie durch Chlorwasser desodoriert waren. Heute wissen wir aber, daß es nach einer solchen Beschäftigung mehrerer Tage bedarf, bevor die dabei in die Poren und kleinen, oft unbeachteten Risse der Haut eingedrungenen Bakterien, welche das Kindbettfieber hervorrufen können, wieder beseitigt sind.

Für den Laien liegt in den vielen, z. T. auch heute noch nicht völlig vermeidbaren Wegen der Infektion eine ernste Mahnung, im konkreten Falle mit einem harten Urteile gegen Arzt und Hebamme nicht sofort bereit zu sein. Selbst bei der peinlichsten Beobachtung anti- und aseptischer Kautelen können auch jetzt noch, sowohl in der Anstalts- als in der Privatpraxis, Erkrankungen und Todesfälle an Puerperalfieber vorkommen!

Glücklicherweise werden solch' schlimme Erlebnisse nicht mehr häufig beobachtet, um so seltener, wenn auch leider nicht völlig vermeidbar, je peinlicher und gewissenhafter Ärzte und Hebammen in der Ausübung ihrer Berufstätigkeit jene Maßnahmen treffen, welche gegen das Kindbettfieber gerichtet sind.

Das verdanken wir größtenteils Semmelweis!

Möchte sich dessen jede Mutter, die einem Kinde das Leben geschenkt, ebenfalls dankbaren Herzens erinnern!

If you have any concerns about our products,
you can contact us on
ProductSafety@springernature.com

In case Publisher is established outside the EU,
the EU authorized representative is:
**Springer Nature Customer Service Center GmbH
Europaplatz 3, 69115 Heidelberg, Germany**

Printed by Libri Plureos GmbH
in Hamburg, Germany